DU TRAITEMENT

DU VARUS

PAR

Émile STOESS

DOCTEUR EN MÉDECINE

Accompagné d'une Planche

PARIS

BÉCHET JEUNE, LIBRAIRE-ÉDITEUR

22, rue Monsieur-le-Prince

1866

TRAITEMENT DU VARUS

MONTPELLIER, TYPOGRAPHIE DE BOEHM ET FILS.

DU TRAITEMENT

DU VARUS

PAR

Émile STOESS

DOCTEUR EN MÉDECINE

Accompagné d'une Planche

PARIS
BÉCHET JEUNE, LIBRAIRE-ÉDITEUR
22, rue Monsieur-le-Prince

1866

A la Mémoire de mon Père

LE Dr CHARLES STOESS.

Regrets éternels !!!

É. STOESS.

INTRODUCTION

Le traitement du pied bot est une des parties les plus importantes de l'histoire de cette difformité. Si j'en fais aujourd'hui le sujet de ce mémoire, ce n'est pas que j'espère ajouter quelque chose aux travaux de mes devanciers. Mais je ne saurais oublier que pendant plus de trente ans mon père, le Dr Ch. Stoess, a fait de l'art orthopédique l'objet spécial de ses études et de ses recherches.

C'est payer un juste et légitime tribut à sa mémoire, que de rappeler les modifications heureuses qu'il a, le premier en France, apportées aux procédés de section sous-cutanée du tendon d'Achille.

Cette opération, pratiquée pour la première fois par l'illustre professeur Delpech et reprise par Stromeyer, a été depuis lors si féconde en résultats avantageux, qu'on peut la regarder comme une des plus belles conquêtes de la chirurgie contemporaine.

Le procédé de ténotomie par une ponction unique du docteur Stoess fut, dès l'année 1836, consigné dans la thèse inaugurale si justement estimée du Dr Held.

Le silence trop prolongé de l'inventeur et sa modestie bien connue, auraient pu faire oublier ses droits de priorité, si quelques voix autorisées n'en avaient, à diverses époques, fait une mention spéciale.

Tout récemment encore, dans la dernière réunion de l'Association de prévoyance des médecins du Bas-Rhin, présidée par l'honorable professeur Ehrmann, doyen de la Faculté de médecine de Strasbourg, le professeur-agrégé Hecht a redit en d'excellents termes tout ce qu'avait fait mon père pour les progrès de cette partie de l'art de guérir, à laquelle il s'était consacré tout entier.

Vidal (de Cassis), Sédillot, Hergott, Bœckel, Kœberlé, lui ont aussi, en toute circonstance, rendu pleine et entière justice. Dans divers ouvrages, devenus classiques, les premiers ont décrit sous le nom du Dr Stoess un procédé et des appareils que des confrères peu délicats dans le choix des moyens de se faire connaître, n'avaient pas hésité à s'approprier.

Je suis heureux de pouvoir leur donner un témoignage public de ma reconnaissance.

Voici, en quelques mots, le plan que je me propose de suivre :

Après un exposé rapide de la classification des pieds bots, je consacrerai quelques pages à l'anatomie pathologique du varus. Cette étude préliminaire me permettra d'asseoir le traitement sur des bases solides et rationnelles.

Dans une seconde partie, je passerai successivement en revue les divers moyens mis en usage contre le varus, j'en discuterai la valeur, et je montrerai, en terminant, l'application qu'on doit en faire au lit du malade.

Les théories scientifiques auront peu de place dans mon travail, car c'est le point de vue pratique qui seul me préoccupe.

Aussi n'ai-je pas hésité à laisser complètement de côté tout ce qui, ne reposant que sur des hypothèses, ne saurait fournir d'indication réelle de traitement

DU TRAITEMENT

DU VARUS

> En orthopédie, tout ce qui fait mal est nuisible, mais tout ce qui ne gêne pas ne sert à rien.
>
> Ch. STOESS.

> C'est avec les manipulations seules que vous guérissez les malades; par la section tendineuse vous mettez le pied dans la possibilité d'être guéri, et par les appareils vous ne faites que maintenir ce que vous avez obtenu par les mouvements artificiels.
>
> Émile STOESS.

Sous le nom générique de *pied bot*, on désigne des déviations du pied portant sur l'articulation du pied avec la jambe, et sur les diverses articulations du pied lui-même. Cette difformité, le plus souvent congénitale, survient quelquefois dans le cours de la vie, et prend alors le nom de pied bot acccidentel.

Suivant la remarque de Held [1], elle a pour caractère exclusif de se développer graduellement et d'une manière spontanée. C'est par là qu'on peut la distinguer des luxations du pied, que Scarpa rapporte à tort au pied bot accidentel.

Congénitales ou accidentelles, les déviations des pieds présentent des variétés nombreuses qu'on a essayé de soumettre à une classification rigoureuse.

La plus généralement usitée reconnaît quatre espèces de pieds bots, qui sont : le pied équin, le talus, le varus et le valgus.

Dans la première, le pied est fortement étendu sur la jambe ; il ne touche le sol que par les orteils ou l'extrémité des métatarsiens. Delpech désignait cette variété de pied bot sous le nom de pieds de bœuf.

Dans le talus, le pied est fortement fléchi, de manière à ce que sa face dorsale soit en rapport avec la face antérieure de la jambe ; le talon seul porte sur le sol. Ce pied bot, le plus rare de tous, est appelé par Scoutetten du nom de calcanéen [2].

Le varus présente pour caractère distinctif une déviation telle du pied en dedans, que la marche s'effectue sur le bord externe, la face dorsale regardant en dehors et même un peu en avant.

[1] Held; Thèse de Strasbourg, 1836, I.

[2] Scoutetten; Mémoire sur la cure radicale des pieds bots. Paris, 1838.

Enfin, le valgus est celui dans lequel le pied est dévié en dehors, de manière à ce que, pendant la marche, le bord interne offre seul un point d'appui.

Duval [1] a, de plus, désigné sous le nom de pied bot en dessous, un degré du pied équin dans lequel, à l'extension du pied, se joint une flexion exagérée des orteils et même des métatarsiens ; il en résulte que, pendant la marche, la face dorsale du pied repose sur le sol, tandis que les orteils sont ramenés sous le talon (c'est le pied creux de quelques auteurs, le pied bot inférieur ou plantaire de Vidal de Cassis [2]).

Cette classification semble au premier abord très-complète, mais elle est loin de renfermer tous les faits que possède la science.

Non-seulement chacune des quatre variétés généralement admises a ses degrés, mais encore les déviations se combinent de manière à produire des pieds bots mixtes, les plus fréquents de tous, ceux dont le praticien a le plus souvent à s'occuper.

Le pied bot mixte le plus important à étudier, à cause de sa grande fréquence, est le varus équin, combiné ou non avec le pied en dessous de Duval.

J'en ferai l'objet spécial de cette étude.

[1] Pivain; Thèses de Paris, 1837, nº 212, pag. 7.

[2] Vidal (de Cassis); Traité de pathologie externe. Paris, 1851, tom. V, pag. 752.

Mais avant d'aller plus loin, je dois rappeler la classification si ingénieuse et si séduisante de Bonnet (de Lyon[1]).

Cet éminent chirurgien n'admet que deux espèces de pieds bots, produits, les uns par la rétraction des muscles auxquels se distribue le nerf poplité interne, les autres par la rétraction des muscles animés par le nerf poplité externe.

La première espèce, ou pied bot poplité interne, répond aux variétés désignées par les auteurs sous le nom de pied équin et de pied varus simples ou composés ; le talus et le valgus rentrent dans la seconde, ou pied bot poplité externe. Chacune d'elles offre cinq degrés, dont les plus complexes supposent nécessairement, d'après la théorie que j'expose, l'existence simultanée des plus simples, lesquels en sont les premiers éléments. Voici le tableau synoptique que Bonnet[2] a dressé lui-même, pour faire mieux comprendre sa classification :

PREMIÈRE ESPÈCE.	DEUXIÈME ESPÈCE.
PIED BOT POPLITÉ INTERNE (5 DEGRÉS).	PIED BOT POPLITÉ EXTERNE (5 DEGRÉS).
1o Élévation du talon.	5o Abaissement du talon.
2o Flexion antéro-postérieure du pied sur lui-même.	4o Extension forcée du pied sur lui-même.

[1] Bonnet; Traité des sections tendineuses, 1841, pag. 432.

[2] Bonnet, *loc. cit.*, pag. 467.

3° Adduction de l'avant-pied.	3° Adduct. de l'arrière-pied.
4° Renversement du talon en dedans.	2° Renversement du talon en dehors.
5° Augmentation de la courbure transversale de la plante du pied.	1° Diminution de la courbure transversale de la plante du pied.

L'auteur ajoute : « On voit, par ce tableau, que les variétés fondamentales du pied bot ont chacune cinq degrés d'accroissement, et que chaque degré du pied bot poplité interne offre un contraste frappant avec chaque degré du pied bot poplité externe, non-seulement par le caractère essentiel qui lui est propre, mais encore par l'ordre qu'il occupe dans la série où il est placé : qu'ainsi, par exemple, l'élévation du talon, signe représentatif du premier degré de l'un, correspond à l'abaissement du talon, signe spécial du cinquième degré de l'autre ; et que l'aplatissement de la plante du pied, qui détermine le premier degré de celui-ci, répond à la courbure transversale de cette surface, qui distingue le cinquième degré de celui-là. Ce tableau présente, en un mot, deux échelles sur lesquelles les caractères opposés des cinq degrés du pied bot poplité interne et externe se trouvent placés parallèlement, dans un ordre inverse d'évolution. »

Évidemment, dans la théorie de Bonnet, la question de nature, si controversée, se trouve jugée d'une manière définitive.

Les lésions des nerfs poplité interne et poplité externe étant la cause unique de toutes les déviations du pied, les altérations des muscles et des os doivent être secondaires et jusqu'à un certain point accessoires. Dans son *Traité de l'orthomorphie*, Delpech[1] donne deux observations de pieds bots accidentels très-favorables aux idées du chirurgien de Lyon. Dans la première, la section du nerf poplité externe par un biscaïen, s'accompagne de la formation ultérieure d'un pied bot varus dû à la prédominance d'action des muscles qui reçoivent le nerf poplité interne ; dans la seconde, l'irritation de ce dernier nerf amène la même difformité par la rétraction morbide des muscles qu'il innerve.

Je n'ai pas l'intention de défendre la théorie de Bonnet, contre laquelle on a cité des faits, en petit nombre, il faut en convenir. La discussion ou même le simple exposé des questions qu'elle soulève m'entraînerait trop loin ; mais je dois dire qu'au point de vue auquel je me suis placé, elle n'est pas sans valeur. Si l'on admet, en effet, que les divers degrés de chaque espèce de pied bot s'enchaînent d'une manière rigoureuse, et que le plus complexe suppose nécessairement l'existence du plus simple, on arrive à cette conclusion que tous les pieds bots équin ou varus (pied bot poplité interne de Bonnet), sans exception aucune, s'accompagnent de l'élévation du talon par rétraction des muscles jumeaux et soléaires. Or, la

[1] Delpech; Traité de l'orthomorphie, tom. I.

pratique, pierre de touche de toute théorie scientifique, nous montre qu'en effet il n'est pas un cas de varus dans lequel on n'ait dû recourir à la section du tendon d'Achille, avant de songer à toute autre opération complémentaire.

C'est là un fait capital, dont il faut tenir un grand compte, car il est, je le répète, essentiellement pratique.

Held, dans son excellente dissertation inaugurale sur le pied bot, en avait déjà fait mention. Pour lui, à toutes les périodes du pied varus équin, le tendon d'Achille est dans un état de tension qui augmente avec l'inclinaison de la pointe du pied en bas et dans les mêmes proportions; la rétraction du talon est le fait primitif essentiel, tandis que l'involutation de la plante n'est que consécutive, secondaire.

Le cadre que je me suis tracé ne permet pas l'étude détaillée de toutes les particularités, si intéressantes pourtant, de l'étude des divers degrés du varus. — L'étiologie est trop controversée pour pouvoir venir en aide à la thérapeutique; les symptômes sont connus de tous. Je me contenterai donc d'énoncer d'une manière succincte les notions d'anatomie pathologique, sans lesquels on ne saurait établir sur des bases solides un traitement rationnel.

ANATOMIE PATHOLOGIQUE du pied bot varus équin (pied bot poplité interne de Bonnet).

Les caractères antérieurs des pieds bots ont été facilement appréciés à toutes les époques ; il n'en est pas de même des modifications subies par les parties profondes, que ces modifications soient primitives ou consécutives.

De nombreuses recherches, presque toutes relatives aux divers degrés du varus, ont été faites dans le but d'élucider les points obscurs. Mais on est encore loin de s'entendre, car les altérations varient suivant les sujets, suivant le degré de la difformité, et surtout suivant le plus ou moins d'ancienneté de la lésion.

Je rangerai sous trois chefs principaux les détails dont la connaissance est indispensable à l'institution de tout traitement rationnel. Car, suivant la remarque de Bonnet, l'anatomie pathologique du pied bot peut seule servir de guide et conduire à la détermination des procédés à suivre dans la section sous-cutanée des tendons, dont les rapports avec les os ont changé, comme les relations de ces os eux-mêmes.

J'étudierai donc successivement l'état des os, celui des muscles, et en dernier lieu celui des vaisseaux et des nerfs.

J'aurai peu de chose à dire sur l'état de la peau et

des parties sous-jacentes. L'enveloppe cutanée, soumise à des pressions anormales dans des points habituellement protégés, acquiert une épaisseur plus grande.

Dans la plupart des varus, c'est le bord externe et quelquefois la partie antérieure et externe de la face dorsale du pied qui supportent le poids du corps pendant la marche. Dans les points correspondants, la peau est dure, épaissie, séparée des parties qu'elle recouvre par les bourses muqueuses de nouvelle formation, qui s'établissent partout où la peau, jouissant d'une mobilité anormale, est soumise à des pressions répétées.

Sur un homme d'une soixantaine d'années, porteur d'un double pied bot équin probablement congénital, j'ai vu la peau du bord externe du pied se recouvrir de productions épidermiques aussi dures que la corne, formant un relief de plusieurs centimètres. Elles étaient plus spécialement groupées autour d'une ulcération superficielle, produisant un pus d'une odeur infecte. Le pied bot était évidemment incurable; mais les ulcérations, qui rendaient la marche douloureuse et presque impossible, disparurent après qu'on eut enlevé par l'instrument tranchant cette couche épithéliale cornée.

La peau de la région plantaire, soustraite au contact du sol, devient plus souple, moins épaisse; elle présente en outre des rides obliques dont la profondeur est en rapport avec le degré de torsion du pied. Mais ce sont là des lésions accessoires que j'aurais passées sous silence, si elles ne fournissaient quelquefois, comme chez le sujet dont je viens de parler, une indication spéciale de traitement.

1° *Etat des os et des articulations.*—Si l'on examine un pied bot varus chez un jeune sujet, on constate que, suivant l'opinion de Scarpa, aujourd'hui généralement admise, la forme des os du pied est à peine changée. A cette époque de la vie, la difformité consiste tout entière dans une torsion autour de leur petit áxe des os de la première rangée du tarse, entraînant avec eux les métatarsiens et les orteils, de telle sorte que le bord interne du pied devient supérieur et le bord externe inférieur; l'astragale est à peine dévié, et le calcanéum, fortement étendu sur les os de la jambe, subit un léger mouvement de rotation sur lui-même, qui fait regarder en bas sa face externe et en dedans sa partie postérieure. Mais à une époque plus avancée de la vie, les désordres deviennent plus considérables, quelquefois même ils paraissent primitifs. Held rapporte une observation dans laquelle l'astragale était complètement luxé et placé en travers, tandis que les os de la seconde rangée n'avaient nullement abandonné leurs rapports avec ceux de la première. Dans le plus grand nombre des cas, l'astragale subit une luxation incomplète en avant et en dehors, que Bonnet[1] n'hésite pas à regarder comme l'exagération d'un mouvement naturel, devenu anormal par sa permanence. Il en résulte que la face articulaire du tibia devient moins profonde et se dévie à son tour dans le sens précédemment indiqué, et que la malléole interne atrophiée se met souvent en rapport par son sommet, converti en surface articulaire, avec une facette correspondante située, soit sur le scaphoïde, soit sur le calcanéum.

La partie antérieure de la face supérieure de l'astragale n'étant plus en rapport avec la mortaise tibio-péronière, perd son poli, se dépouille de cartilage et se recouvre parfois de végétations osseuses. La tête est petite, informe, presque confondue avec le bord interne; elle ne s'articule que par un point très-limité avec la cavité glénoïde du scaphoïde; dépouillée de cartilage dans le reste de son étendue, elle fait d'ordinaire saillie sous la peau de la face dorsale du pied.

Ces déviations ne peuvent se produire sans que l'astragale et le calcanéum s'abandonnent en partie; aussi le plus souvent observe-t-on la disparition presque complète de l'une des deux facettes articulaires de la face inférieure de l'astragale, en même temps que de la facette calcanéenne correspondante.

Ces parties sont remplacées par des surfaces rugueuses donnant insertion à un tissu fibreux très-résistant.

[1] Bonnet, *loc. cit.*, pag. 497.

Les altérations des os de la deuxième rangée du tarse sont moins prononcées ; ce sont plutôt des déplacements que de véritables déformations.

Par suite de la violente torsion subie par l'avant-pied, le cuboïde éprouve un mouvement de rotation tel, que la face dorsale devient externe et même inférieure dans les cas extrêmes, tandis que la face plantaire devient à la fois interne et postérieure. Les déplacements correspondants du scaphoïde sont du même ordre ; la tubérosité inférieure de cet os, devenue supérieure, s'articule avec le sommet de la malléole interne. C'est ce que Bonnet (de Lyon) a constaté sur un sujet âgé de 37 ans, atteint depuis sa naissance de varus équin double. Notons que dans ce cas la difformité était excessive, puisque l'auteur en fait un type du cinquième degré de son pied bot poplité interne. Aussi le redressement du pied fut-il impossible, même après avoir enlevé tous les muscles et tous les tendons, et conservé seulement dans la préparation les ligaments.

Les trois cunéiformes éprouvent des déplacements insignifiants, dont il est toujours facile de se rendre compte par l'étude des altérations des os avec lesquels ils sont en rapport.

Du reste, on peut dire d'une manière générale que, dans tous les points où des surfaces articulaires ne sont plus en rapport les unes avec les autres, elles perdent le cartilage qui les recouvrait ; partout, au contraire, où des os normalement séparés se mettent en contact, il se forme de nouvelles articulations plus ou moins parfaites. La connaissance exacte de ces lésions osseuses a une haute importance pratique. Sans elle, il serait difficile de comprendre pourquoi la guérison du pied bot varus ne doit pas être espérée à l'âge adulte, lorsque les désordres sont portés à leur plus haut degré; sans elle aussi, on se rendrait difficilement raison de l'utilité des moyens mécaniques dont l'action lente ramène peu à peu les os à leur position normale, en rétablissant les articulations pour ainsi dire disparues.

2° *État des muscles.* — Les muscles de la jambe et du pied subissent toujours une atrophie plus ou moins prononcée. Dans le varus équin, les muscles postérieurs diminuent de volume dans leur partie charnue, au point que la jambe présente quelquefois la forme d'un tibia environné de toutes parts d'une égale épaisseur de parties molles. La saillie normale du mollet disparaît, et la jambe semble d'autant plus grêle en ce point, que le faisceau tendineux et aponévrotique de la partie inférieure a conservé le volume qu'il a d'habitude. Les muscles atrophiés sont pâles, mous, rétractés et raccourcis en arrière, allongés au contraire à la partie antérieure. On a observé souvent un certain degré de transformation graisseuse, qui s'explique par l'inertie et le défaut d'action de la fibre musculaire. C'est là un obstacle sérieux à la guérison, mais il ne s'observe heureusement que lorsque la difformité est d'une date déjà ancienne.

Les muscles du pied présentent presque toujours une pâleur et une flaccidité plus grandes que ceux de la jambe. Dans les cas de varus avec enroulement, l'aponévrose plantaire est souvent rétractée, au point de constituer un obstacle insurmontable au redressement du pied ; il est alors nécessaire, comme nous le verrons plus tard, de faire la section sous-cutanée de ses fibres les plus internes, ordinairement les plus résistantes.

3° *État des vaisseaux et des nerfs.*—Dans la plupart des cas de varus, on a remarqué que les artères de la jambe, et surtout la tibiale postérieure, présentaient un calibre moindre qu'à l'état normal. Les nerfs, au contraire, ont souvent paru plus volumineux que ne semblait le comporter l'atrophie générale des muscles auxquels ils se distribuent.

Chez le sujet dont Bonnet rapporte l'autopsie avec les détails les plus minutieux, le nerf tibial postérieur et l'artère tibiale avaient changé de rapports vers le tiers inférieur de la jambe. En ce point, le nerf croisait l'artère de dehors en dedans ; il la contournait ensuite sans l'abandonner, de manière à se placer en avant d'elle, au niveau de la terminaison du tendon d'Achille. Artère et nerf, cotoyant l'une et l'autre la face interne du calcanéum, étaient éloignés du tendon de près de 2 centimètres. Il aurait été impossible de les intéresser en pratiquant, suivant les règles ordinaires, la section du tendon d'Achille. Il faut pourtant noter que, chez les enfants, la distance qui sépare l'artère et le nerf du tendon est beaucoup moins considérable ; cela tient au peu de développement du calcanéum. Nous aurons à rappeler cette disposition anatomique pour justifier certains détails du manuel opératoire, dans la partie de notre travail relative à la ténotomie.

TRAITEMENT.

Le pied bot, quelle que soit la variété à laquelle il appartient, constitue: 1° une difformité très-désagréable, dont les malades demandent à être débarrassés à tout prix ; 2° une affection qui rend la progression difficile et souvent même impossible. A ce double titre, il mérite toute l'attention du praticien.

Pendant longtemps on a espéré d'heureux résultats de l'emploi de moyens purement médicaux.

Partant de cette idée que le pied bot résulte de l'inégalité des forces musculaires antagonistes, un grand nombre de médecins se sont contentés de frictions excitantes, de douches, de bains émollients, de massages plus ou moins répétés. Mais que peuvent de pareils agents contre le raccourcissement et la contracture des muscles, et à plus forte raison contre les altérations osseuses primitives ou consécutives? Combinés aux machines et aux appareils, ils ont pu quelquefois être utiles ; le plus souvent ils n'ont fait que retarder la guérison, en ramollissant la peau et la prédisposant aux excoriations si douloureuses qu'il faut éviter à tout prix.

Les seuls moyens vraiment efficaces auxquels on doive toujours recourir, sont : 1° les mouvements artificiels produits avec les mains ; 2° l'action d'appareils spéciaux longtemps continuée ; 3° la section sous-cutanée des tendons et des muscles.

Étudions à part chacune de ces trois séries de moyens ; nous verrons ensuite comment on peut les combiner pour arriver à des résultats plus rapides et plus satisfaisants.

1° *Mouvements artificiels produits avec les mains.*— Les mouvements artificiels, ou manipulations, ont une très-grande importance ; ils rendent des services réels, et sans eux les appareils compliqués seraient le plus souvent inutiles. Mon père, le docteur Stoess, leur a dû de beaux succès ; un des plus remarquables est celui mentionné dans la thèse de concours pour l'agrégation d'Hergott (de Belfort) [1]. Il s'agissait d'un malade âgé de 33 ans, affecté de pied bot double, chez lequel la

[1] Hergott ; Thèse de concours pour l'agrégation. Strasbourg, 1853.

raideur et l'immobilité des pieds pouvaient faire croire à l'existence d'ankyloses multiples. Afin de rendre la mobilité à ces parties, le docteur Stoess imagina un appareil particulier, destiné à maintenir et à augmenter graduellement l'effet obtenu par les manipulations; sous l'influence de ces moyens, heureusement combinés, les mouvements reparurent.

J'ai donc raison de dire que c'est avec les manipulations seules que vous guérissez les malades ; par la section tendineuse, vous mettez le pied dans la possibilité d'être guéri, et, par les appareils, vous ne faites que maintenir ce que vous avez obtenu par les mouvements artificiels.

Une opinion aussi nettement exposée semble empreinte d'un certain cachet d'exagération; pourtant elle est au fond celle de tous les orthopédistes vraiment dignes de ce nom. Stromeyer a dit dans un de ses ouvrages :

« La manipulation des membres déformés est un moyen important pour aider et faciliter la guérison [1].»

Bonnet (de Lyon [2]), si compétent en pareille matière, ne craint pas d'affirmer que les mouvements doux et souvent répétés par lesquels la main du chirurgien s'efforce de ramener le pied à sa direction normale, suffisent presqu'à eux seuls pour guérir chez des

[1] Cité par Hergott, *loc. cit.*, pag. 36.

[2] Bonnet, *loc. cit.*, pag. 531.

enfants des pieds bots très-difformes. Il cite, à l'appui de cette assertion, le fait d'un enfant de trois ans guéri en douze ou quinze mois, par l'usage de ce moyen, d'un pied double en dedans porté au plus haut degré.

La longue durée du traitement est une des plus graves objections qu'on puisse adresser aux partisans exclusifs des mouvements artificiels ; mais, malgré cet inconvénient, les manipulations faites par un chirurgien initié à la connaissance des diverses déviations subies par les surfaces articulaires, restent le moyen par excellence pour obtenir la guérison, que la section tendineuse prépare et que l'action de l'appareil rend durable.

2° *Appareils.* — Les appareils orthopédiques par lesquels on cherche à corriger les déviations congéniales ou accidentelles des pieds, sont très-nombreux. On peut les ramener à deux espèces principales : 1° les appareils invariables, dans lesquels on fait entrer le pied difforme, préalablement redressé d'une manière complète; 2° les appareils à extension graduelle, qui se moulent plus ou moins sur la déformation et à l'aide desquels on opère le redressement au bout d'un temps plus ou moins long.

Si le pied bot est récent et que la difformité ne soit pas très-grande, tous les appareils invariables pourront être employés. Les plus simples seront assurément les meilleurs ; dans ce cas, les appareils inamovibles amidonnés, plâtrés, gélatino-alcoolisés (ces derniers, récemment inventés par Hamon de Fresnay, si souvent et si heureusement employés par M. le professeur Courty de Montpellier), pourront trouver leur application. Mais ils présentent l'inconvénient de ne pouvoir être surveillés comme les appareils portatifs, qu'on enlève et qu'on réapplique tous les jours ; la continuité de leur action sur des points jusque-là soustraits à toute pression, peut amener des excoriations douloureuses qui obligent à renoncer à leur emploi. Ils peuvent même devenir le point de départ d'accidents plus sérieux, d'autant plus graves que le sujet, encore jeune, saura moins rendre compte de ses impressions.

Pourtant, entre les mains de chirurgiens prudents, les appareils inamovibles ont rendu de grands services, même dans des cas compliqués.

Voici le procédé que suit d'ordinaire mon excellent ami le docteur Kœberlé, professeur-agrégé à la Faculté de médecine de Strasbourg, d'après une note qu'il a eu l'obligeance de me communiquer :

Après avoir rendu pendant quelques jours le pied aussi mobile que possible, par de simples efforts manuels, auxquels on vient en aide par la ténotomie, si le redressement du pied ne peut être effectué sans cela, on entoure d'abord la partie antérieure et dorsale du pied, ainsi que le talon, avec des bandes et du papier enduit d'empois d'amidon.

On laisse le pied fixé dans l'appareil redresseur du Dr Stoess jusqu'à dessiccation complète du bandage ; puis, on ouvre celui-ci du côté de la plante du pied, pour extraire la tige plantaire de l'appareil orthopédique, et on le complète en l'amidonnant de nouveau et en ajoutant quelques tours de bande et des lames de carton humide. On obtient ainsi une sorte de chaussure solide exactement moulée sur le pied et qu'on laisse de nouveau sécher dans l'appareil, après avoir entouré également la jambe jusqu'à la cheville avec des bandes, du papier et du carton amidonnés. Lorsque tout est bien sec, on redresse convenablement et définitivement le pied sur la jambe, et on réunit les deux bandages amidonnés du pied et de la jambe au moyen de nouvelles bandes et de carton amidonnés. Après avoir laissé sécher complètement ce bandage, qui doit être très-solidement construit, on enlève pour toujours l'appareil mécanique et on laisse l'enfant marcher à sa guise.

Le bandage inamovible construit d'une manière convenable sert de deux à trois semaines ; au bout de ce temps, le pied redressé conserve en grande partie l'attitude qu'on lui a donnée ; il suffit d'ordinaire de refaire l'appareil en tout ou en partie deux ou trois fois, pour obtenir une guérison presque complète. La durée du traitement doit naturellement être subordonnée à la gravité de la lésion et au temps nécessaire pour permettre aux os de prendre un développement conforme à leur nouvelle position respective.

Le D[r] Kœberlé a déjà, depuis quelques années qu'il le met en pratique, obtenu de nombreux succès par ce procédé, qui combine l'emploi de tous les moyens mis en usage contre le pied bot: manipulations, ténotomie, appareils à redressement, bandages inamovibles.

Il serait facile de varier la nature de la substance solidifiable, de manière à obtenir une dessiccation plus prompte et, par conséquent, un redressement plus facile. Le plâtre, préconisé depuis longtemps par J. Guérin, le stuc, la dextrine, la gélatine unie à l'alcool, et bien d'autres substances encore, trouveraient suivant les cas une utile application. Mais je crois que, malgré les succès obtenus, il est prudent de ne recourir à de pareils moyens que dans les cas les plus simples, et chez des sujets capables de rendre un compte exact de leurs sensations. Quelque soin que le chirurgien ait pu prendre afin d'éviter les pressions douloureuses, il lui sera difficile d'empêcher les plaintes et les cris d'un enfant indocile, peu habitué à la gêne qui résulte de la présence d'un bandage inamovible solidement construit. Si les plaintes se renouvellent, quelle sera la conduite à tenir? Faudra-t-il, confiant dans la manière dont on a appliqué le bandage, se croiser les bras et attendre? ou bien enlèvera-t-on l'appareil, pour le réappliquer de nouveau?

Dans le premier cas, on s'expose, je l'ai déjà dit, à des dangers sérieux résultant de la formation d'excoriations et même d'escarres ; dans le second, on perd un temps précieux, sans bénéfice aucun pour le malade.

Je crois donc pouvoir affirmer que,dans la majorité des cas, mieux vaut ne recourir qu'à l'action de l'appareil à redressement, qu'on remplace, dès qu'on le peut, par un appareil portatif permettant à l'enfant de s'exercer à la marche.

Je ne veux pas décrire ici tous les appareils invariables dus au génie inventif des chirurgiens. Presque tous présentent autour de la jambe deux tiges fixes suffisamment matelassées, sur lesquelles s'articule une semelle que l'on rend mobile au moyen d'une vis de rappel ; des courroies convenablement disposées maintiennent le pied solidement fixé sur la semelle, pendant qu'on le fléchit graduellement, jusqu'à lui faire décrire un angle droit avec la jambe. Si la torsion en dedans est très-forte, et que l'avant-pied soit fléchi sur l'arrière-pied, on fait usage d'une semelle brisée, dont la moitié antérieure s'incline à volonté et en divers sens sur la moitié postérieure. Si la déviation n'est pas très-prononcée, on peut aussi, pour rendre l'appareil plus léger, supprimer la tige fixe interne.

J'emprunte à la thèse déjà citée de Held la description d'une bottine mécanique inventée par mon père, et que l'auteur regarde comme ce que la science possède de plus parfait en ce genre :

« Cette bottine se compose d'un brodequin lacé, à semelle très-solide, ayant de chaque côté une oreille métallique remontant jusqu'au-dessus des deux malléoles, et deux écrous fixes situés des deux côtés du tiers antérieur de la semelle.

» Deux attelles métalliques latérales convenablement rembourrées, s'ajustent à la jambe et se réunissent aux oreilles du soulier par deux articulations mobiles. La puissance est représentée par deux tiges métalliques brisées. Les deux pièces qui les composent se terminent, l'une par un écrou fixe, l'autre par une vis qui servent à les réunir et à les raccourcir. Du tiers antérieur de la semelle, où elles sont fixées, les tiges remontent obliquement en arrière vers le tiers inférieur de la jambe, où elles s'engagent, et courent dans deux larges anneaux fixés latéralement aux attelles. Une tête large, qui termine supérieurement ces tiges, ne leur permet pas d'abandonner ces anneaux.

» Veut-on, au moyen de cet appareil, opérer la flexion du pied sur la jambe, on pousse simultanément les vis des deux côtés ; veut-on incliner la plante en dedans ou en dehors, on pousse davantage la vis correspondante. Quant aux mouvements du pied, ceux qui sont dans le sens de la guérison n'en sont nullement gênés. L'articulation mobile placée à la hauteur des malléoles et le jeu des tiges des tiges de fer dans les anneaux des attelles, permettent, lors de la progression, la flexion en avant de la jambe sur le pied, et jusqu'à un certain point les flexions latérales.»

Quand la difformité est portée trop loin, tous ces appareils à peu près invariables, même la bottine très-simple représentée *fig.* 5, sont d'une difficile application et ne remplissent pas le but qu'on se propose d'atteindre.

En effet, la forme de l'appareil ne peut plus s'adapter à celle du pied, tant que le redressement n'est pas opéré d'une manière complète, et des douleurs intolérables seraient le résultat d'efforts malencontreux, si l'on voulait opérer le redressement quand même.

Dans ces cas difficiles, les appareils à extension graduelle doivent être préférés. Leur nombre est aussi grand que celui des appareils invariables. Je ne saurais les décrire d'une manière suffisamment intelligible, sans le secours de modèles que je ne puis avoir à ma disposition ; obligé de faire un choix, je me contenterai de donner la description de l'appareil à redressement de mon père, dont presque tous les médecins de Strasbourg ont reconnu la supériorité, et que les Allemands ont adopté d'une manière générale ; c'est celui dont le docteur Kœberlé se sert pour donner à son bandage inamovible le temps de se sécher, en maintenant le pied dans une bonne situation. Applicable à toutes les difformités possibles du pied, il agit sans violence, quoique d'une manière énergique et continue. Cet appareil (voir *fig.* 1), dont les dimensions varient suivant les sujets, se compose d'une planchette matelassée dans ses deux tiers supérieurs, et assez longue pour empêcher les mouvements de flexion de la jambe sur la cuisse; sur le capitonnage est fixée une genouillère destinée à mieux assurer l'immobilité du genou. On peut la serrer ou la relâcher à volonté, à l'aide d'une sorte de boucles très-commodes, à mécanisme particulier.

A l'extrémité du petit matelas, la planchette est percée sur ses deux côtés de trous dans lesquels on adapte un cerceau qui sert à fixer une fronde sur laquelle repose le pied. Cette partie de l'appareil a pour but de prévenir cette sensation de fourmillement dans le talon, qui se transforme si souvent en douleur presque intolérable. Je l'ai représentée en place, dans la *fig.* 2.

A l'extrémité inférieure de la planchette est adaptée une articulation à noix, supportant un montant en acier, ou tige plantaire, sur lequel se fixe par des écrous une semelle mobile. Une vis de rappel, placée au-dessous de cette articulation, permet d'exercer des tractions sur le pied, de manière à augmenter la longueur des muscles de la partie postérieure et celle du tendon d'Achille en particulier, après la ténotomie.

Afin de rendre plus efficace l'action de l'appareil dans les cas où la torsion du pied est très-considérable j'ai ajouté une pièce complémentaire, qui me paraît réaliser un véritable perfectionnement.

Une simple description ne saurait malheureusement en donner une idée nette (voir *fig.* 5). Cette pièce métallique complémentaire, fixée sur un des côtés de la planchette, porte une charnière à la partie supérieure; elle est creusée d'une rainure arquée, dans laquelle on fixe à volonté un levier à pivot, simple ressort en acier trempé, dans lequel joue une pelote mobile dans tous les sens.

Le levier est lui-même fixé à une boucle placée de l'autre côté de la planchette, par une courroie percée d'une série de trous. On peut, à l'aide de cette courroie, appliquer d'une manière plus ou moins exacte la pelote mobile sur la partie du pied qu'on veut soumettre à une pression énergique, mais graduée.

C'est à l'aide de cet appareil, très-facile à manier, et permettant de surveiller tous les jours les parties en traitement, que mon père a obtenu de nombreuses cures dans des cas presque désespérés. Il a pu exercer ainsi, sans danger pour les malades, les tractions les plus fortes et les plus longtemps soutenues. Il savait mieux que personne que les succès, en orthopédie, ne s'obtiennent pas sans ennui, sinon sans douleur. Aussi lui ai-je souvent entendu répéter cette phrase, que j'ai inscrite en tête de mon travail, parce qu'elle indique jusqu'où peuvent aller les tentatives rationnelles de guérison :

«En orthopédie, tout ce qui fait mal est nuisible, mais tout ce qui ne gêne pas ne sert à rien.»

3o *Section des tendons et des muscles.* — Dans tout pied bot, avons-nous dit en parlant de l'anatomie pathologique, les muscles subissent une atrophie notable; ils sont, les uns raccourcis, les autres allongés, suivant qu'ils se trouvent ou non dans le sens de la déviation.

Les muscles raccourcis dans le varus équin sont ceux de la partie postérieure de la jambe, et leur contracture met souvent un obstacle invincible à la flexion du pied. Si l'on veut la produire de force, on sent bientôt le tendon d'Achille se tendre et former une véritable corde faisant saillie sous la peau. Si la torsion de l'avant-pied sur l'arrière-pied est très-forte, et que l'enroulement du pied soit porté à un degré extrême, on sent quelquefois, en voulant redresser le pied, que l'aponévrose plantaire rétractée résiste, et qu'elle forme aussi une corde saillante surtout sur le bord interne de la face plantaire.

Comment lever une difficulté pareille? Les moyens médicaux, je l'ai déjà dit, sont insuffisants à redonner aux muscles la longueur qu'ils ont perdue, et à combattre la contracture, qui tend incessamment à se reproduire ; les manipulations et les appareils sont d'une action plus efficace, mais quel temps ne leur faut-il pas pour amener à une guérison définitive? Il est donc nécessaire de recourir à un moyen adjuvant des plus précieux ; je veux parler de la section des tendons rétractés.

Je ne ferai pas ici l'historique complet de la ténotomie, qui n'a pu prendre sa place dans la pratique que depuis la vulgarisation des opérations par la méthode sous-cutanée. Quelques tentatives isolées étaient restées stériles, lorsque Delpech, en 1816, pratiqua pour la première fois la section sous-cutanée du tendon d'Achille, dans un cas de pied bot qui avait résisté aux moyens ordinaires. Malgré la juste célébrité du nom de Delpech, l'opération si rationnelle faite par l'habile chirurgien de Montpellier ne fut pas favorablement accueillie en France.

L. Stromeyer, professeur de chirurgie de Hanôvre, comprit toute l'importance de cette découvete. C'est en février 1831 qu'il fit sa première opération, sur un sujet âgé de 19 ans. Au lieu de pratiquer, comme Delpech, deux incisions longitudinales de chaque côté du tendon, de 3 centimètres d'étendue, il se contenta d'enfoncer un bistouri pointu, étroit et recourbé, sous le tendon d'Achille, de manière à ce que la pointe seule de l'instrument ressortît du côté opposé. C'était un progrès, mais il restait encore un pas à faire. A mon père, le docteur Stoess, revient l'honneur d'avoir le premier, en France, pratiqué la ténotomie sous-cutanée par une ouverture unique et de peu d'étendue. Son procédé, qu'on a depuis souvent décrit, sans lui faire subir aucun perfectionnement, remonte à 1836 ; il est exposé tout au long dans la dissertation inaugurale de Held et dans le *Traité de médecine opératoire* de Sédillot. C'est donc faire acte de justice que de restituer à mon père la priorité d'une opération dont les applications ont été depuis lors si fécondes en heureux résultats. Dès le début, le docteur Stoess se servit, pour pratiquer la ponction, d'un bistouri à deux tranchants et à lame très-étroite. Après s'être ainsi frayé la voie, il pénétra dans la plaie avec un bistouri boutonné, coudé sous un angle très-ouvert et n'offrant qu'un tranchant convexe d'une petite étendue sur sa partie coudée (voir *fig.* 9). Il put ainsi éviter sûrement la perforation de la peau du côté opposé à l'ouverture d'entrée, et faire l'incision du tendon sans dépasser le champ de la gaîne tendineuse. Le bistouri boutonné dont il fit usage est devenu le modèle de tous les ténotomes qu'on a depuis inventés, sans jamais chercher à rappeler le nom de celui qui les avait imaginés le premier.

Du reste, mon père lui-même n'attachait qu'une importance médiocre à l'emploi de tel ou tel instrument. Depuis longtemps déjà, il avait renoncé à se servir d'une manière exclusive des ténotomes boutonnés. Leur unique avantage est de permettre d'éviter à coup sûr la piqûre de la peau au point opposé à la ponction première ; mais ils nécessitent, en revanche, l'introduction successive dans la plaie de deux instruments, et rendent par là l'opération plus longue et plus douloureuse. Or, une main tant soit peu exercée et sûre d'elle-même, peut, avec un bistouri pointu, éviter la lésion de la peau ; aussi ai-je, d'après les conseils et l'exemple de mon père, donné la préférence au bistouri étroit, à forme droite, à tranchant latéral, légèrement convexe et à pointe acérée sur les deux côtés, représenté par la *figure* 6.

Cet instrument me paraît remplir toutes les indications. Je doute qu'on puisse être obligé de recourir à un procédé mis plusieurs fois en usage par Duval, dont les travaux ont tant contribué à la vulgarisation de la ténotomie. Dans des cas fort difficiles de pieds bots en dedans, ce chirurgien distingué a cru avantageux de remplacer le ténotome par des ciseaux droits et mousses. Voici comment l'opération est décrite par le Dr Pivain :

« M. Duval fait une petite incision de six lignes de long, au côté interne du tendon et parallèlement à sa largeur ; avec des ciseaux droits et mousses introduits dans la petite division, les lames assez ouvertes pour saisir le tendon transversalement, en glissant, l'une sous la peau et l'autre à sa partie antérieure, il le di-

[1] Pivain, *loc. cit.*, pag. 9.

vise facilement d'un seul coup, en rapprochant les anneaux. »

Inventer un procédé pareil n'est pas réaliser un progrès, car il doit être bien difficile de saisir le tendon tout entier et de ne pas laisser quelques fibres intactes, à moins de faire une incision étendue et de faciliter par là l'introduction de l'air, ce qui, chacun le sait, n'est pas toujours sans inconvénient.

Aujourd'hui la ténotomie est une opération acceptée de tous ; elle jouit d'une faveur justifiée par son innocuité incontestable ; elle n'a plus à se défendre que de l'enthousiasme irréfléchi de ses trop zélés partisans. On est trop porté à croire que la section des tendons rétractés guérit les pieds bots, et on multiplie outre mesure le nombre des opérations. Mais, je ne saurais trop le répéter, ce moyen n'a jamais été et ne pourra jamais être qu'un adjuvant précieux, un auxiliaire utile des autres moyens que j'ai successivement passés en revue ; sans les mouvements artificiels imprimés avec les mains, sans le redressement maintenu par les machines orthopédiques, toutes les sections possibles resteraient sans avantages.

En effet, les deux bouts du tendon restés au contact se réuniraient par un tissu de cicatrice, sans que le malade bénéficiât en rien de l'opération. On ne peut compter beaucoup sur la rétraction du bout supérieur ou musculaire ; les altérations subies par les muscles sont trop profondes pour que leur pouvoir contractile soit bien puissant; il faut donc, de toute nécessité, que le redressement du pied par un appareil mécanique éloigne le bout inférieur ou tendineux. A cette seule condition, la ténotomie sera utile; l'écartement, artificiellement obtenu, sera comblé par un tissu de nouvelle formation qui, tout en conservant au tendon sa résistance et sa forme, lui procurera un allongement sans lequel le pied ne pourrait récupérer ses fonctions.

Il serait intéressant peut-être de rappeler ici les recherches de Held, Bouvier, Duval, J. Guérin, etc., sur le mode de cicatrisation des tendons divisés à l'abri du contact de l'air. Je me contenterai de faire connaître les conclusions de leurs nombreuses expériences, parce que seules elles intéressent le praticien.

La régénération tendineuse se fait au bout d'un temps variable, par un tissu fibreux de nouvelle formation. Ce tissu nouveau étant le résultat de l'exsudation plastique de la gaîne tendineuse, son organisation est plus facile et plus rapide si l'inflammation reste maintenue dans de justes limites.

La présence du sang n'est pas utile, quoique d'Ammon (de Dresde), Duval et plus récemment Jobert de Lamballe[1] en aient fait le point de départ de tous

[1] Jobert de Lamballe; Communicat. à l'Acad. des sciences, avril 1862.

les phénomènes de réparation. Celle du pus est, de l'avis de tous, un obstacle à la réunion, qu'elle retarde parfois indéfiniment.

Si les extrémités divisées du tendon sont trop écartées l'une de l'autre, la réparation ne se fait pas ; alors les bouts du tendon adhèrent isolément à la gaîne tubuleuse qui les renferme ; ou bien le tissu fibreux de nouvelle formation adhère à la gaîne dans toute son étendue, et les fonctions du tendon ne sont plus conservées.

D'après les expériences de Bouvier, un écartement de 6 centimètres n'empêche pas la réunion par une substance intermédiaire qui acquiert rapidement la forme, le volume et la résistance du tendon qu'elle remplace, et dont elle continue les usages. Déjà, dès le vingtième jour, ce tissu nouveau peut supporter des efforts de traction assez considérables ; au bout de de deux mois, il diffère peu du véritable tendon.

La plaie cutanée se cicatrise en quelques jours par première intention ; les accidents qu'on a rarement observés : érysipèle, phlébite, fusées purulentes, sont presque toujours le résultat de manœuvres intempestives de redressement, ou d'application prématurée d'appareils exerçant une pression douloureuse sur le siége de l'opération.

Il n'est nullement besoin de faire ressortir, par une discussion théorique, tout l'intérêt qui s'attache à la connaissance de ces notions de physiologie pathologique. Je remplirai mieux la tâche que je me suis imposée, en montrant leur application au lit du malade.

Après avoir étudié séparément chacune des trois séries de moyens vraiment efficaces dans le traitement du varus, je me propose de montrer le chirurgien aux prises avec la maladie, et de formuler la conduite à tenir dans un cas donné. Bien des détails d'une haute importance, négligés à dessein jusqu'ici, trouveront leur place dans cette dernière étude synthétique.

Le pied bot congénital est rarement difficile à guérir, si le chirurgien est consulté de bonne heure. Je l'ai déjà dit en parlant de l'anatomie pathologique, les déformations augmentent avec l'âge; l'exercice de la marche, auquel se livrent les sujets atteints de pieds bots, est la cause la plus efficace de l'aggravation des altérations osseuses; aussi, à l'âge adulte, les guérisons sont-elles rares et achetées au prix des efforts les plus persévérants.

A quel âge doit-on commencer le traitement? Guersant[1] est d'avis que les tentatives de redressement doivent être faites dès les premiers jours de la naissance. Pendant la première année, il a recours d'une manière exclusive aux manipulations renouvelées matin et soir,

[1] P. Guersant; Notices sur la chirurgie des enfants. Paris, 1865, 5e fascic., pag. 234.

et aidées de l'action d'une simple bande qui porte autant que possible le pied à angle droit.

Au bout d'un an, si la guérison n'est pas obtenue, il emploie des bandages un peu plus résistants, des appareils amidonnés, en gutta-percha, etc. Enfin, si après quelques semaines les appareils n'ont pas amené de résultats avantageux, il conseille de faire, sans plus tarder, la section du tendon d'Achille.

Quelle que soit l'autorité du nom de Guersant, je crois qu'il est plus avantageux de retarder de quelques mois les opérations à faire sur les jeunes sujets. Les mouvements artificiels imprimés avec la main peuvent toujours être essayés dès la naissance ; mais les bandages et les appareils seront difficilement supportés pendant la première année. De plus, le peu de prise qu'on a sur le cou-de-pied rend presque nulle l'action de tout appareil redresseur.

Comme l'enfant ne doit en rien se servir de ses pieds jusqu'à l'âge de 15 mois, je ne vois aucun inconvénient à retarder jusqu'à cette époque les tentatives de guérison. Les manipulations seront d'abord exclusivement tentées, et on s'en tiendra à ce moyen si le pied se redresse et si les muscles du mollet paraissent, après quelques séances, se développer de manière à faire espérer une guérison complète. Mais, pour peu que la difformité soit considérable, dans la plupart des cas de varus équin, par exemple, il est indiqué de faire usage de la bottine mécanique pendant le jour, dès que l'enfant peut s'exercer à la marche, et de l'appareil redresseur pendant la nuit. Déjà, dès le commencement de la deuxième année, l'enfant a pu contracter des habitudes de propreté qui permettent une régulière application des moyens mécaniques. J'ai dit autre part pour quels motifs j'étais peu partisan des appareils inamovibles, préconisés par Kœberlé et Guersant. La bottine mécanique et l'appareil redresseur de mon père les remplaceront toujours avantageusement; la guérison sera tout aussi rapide et les dangers beaucoup moins grands, à cause de la facilité de surveiller à chaque instant les parties soumises à des pressions tout au moins gênantes.

Quels que soient le degré de la déviation et le moyen mis en usage pour la combattre, le traitement devra être longtemps continué, si l'on veut obtenir une guérison durable. La tendance incessante des muscles à la rétraction est la principale cause des insuccès. On ne lutte avantageusement contre elle, qu'à la condition de faire porter pendant des années entières au jeune sujet une bottine mécanique pendant le jour, et même un appareil de nuit, qui maintienne le redressement au point convenable jusqu'à ce que, les altérations musculaires ayant disparu, on n'ait plus à craindre la reproduction de la difformité.

Si les appareils orthopédiques, employés seuls, sont incapables d'assurer le redressement, cela tient d'ordinaire à la difficulté de produire un allongement suffisant des muscles rétractés. Alors, pendant les manœuvres auxquelles on se livre, le tendon d'Achille fait une saillie très-grande à la partie postérieure de la jambe.

Dans ce cas, il est indiqué de recourir de bonne heure à la ténotomie.

L'opération, peu douloureuse et de courte durée, peut être faite sans chloroformisation préalable. L'enfant est couché sur le ventre et maintenu solidement dans cette position ; la jambe doit dépasser le rebord du plan résistant sur lequel l'enfant repose : c'est une précaution indispensable à prendre, pour que l'opérateur soit libre de ses mouvements. Un aide placé en dehors du membre tient de la main gauche la partie supérieure de la jambe, tandis que la main droite, saisissant le pied, le fléchit fortement sur la jambe. Pendant cette manœuvre très-facile, le tendon d'Achille fait une saillie qui permet de mieux l'isoler des parties qui l'environnent, et d'éviter d'une manière plus sûre la lésion du paquet vasculaire et nerveux. Alors l'opérateur fait un pli à la peau, au niveau des malléoles. La base de ce pli, correspondant au côté interne du tendon, est traversée à l'aide du bistouri, dont j'ai recommandé l'usage. L'instrument, introduit à plat à la partie antérieure du tendon, est enfoncé graduellement jusqu'à ce que le doigt appliqué sur le côté opposé en sente profondément la pointe. On arrête le mouvement de transfixion, pour ne pas inciser la peau en deux points.

En ce moment, l'instrument est retourné dans la plaie, de manière à ce que le tranchant regarde du côté du tendon et le dos vers les parties profondes.

On fait la section par un léger mouvement de scie, en procédant avec beaucoup de lenteur, pour ne pas intéresser au dernier moment la peau respectée jusque-là. On entend et on sent un craquement, un bruit sec qui annonce la division du tissu fibreux, et l'aide qui fléchit le pied constate un défaut de résistance qui lui permet presque toujours de rendre le redressement complet. Un intervalle appréciable au doigt explorateur existe entre les deux bouts du tendon. L'instrument est alors retiré, et l'opérateur, effaçant le pli fait à la base de la peau, détruit le parallélisme des lèvres de la plaie et rend par-là impossible l'introduction de l'air; puis il s'assure par lui-même que toutes les fibres du tendon ont été intéressées, avant de procéder au pansement.

Je crois qu'il est préférable de faire la section d'avant en arrière, des parties profondes vers la peau. Il est des chirurgiens recommandables, Guersant est de ce nombre, qui aiment mieux introduire le bistouri entre la peau et le tendon, et agir en sens inverse.

Si l'on croit devoir adopter ce procédé, il faut redoubler de précautions au moment de diviser les dernières fibres tendineuses, car il est à craindre que, au moment où la main n'éprouve plus de résistance, l'instrument ne soit entraîné à quelque écart regrettable.

Au reste, le manuel opératoire est à peu près le même, quel que soit le procédé mis en usage ou l'instrument préféré pour faire la section.

Le pansement de la petite plaie cutanée est aussi simple que possible : un morceau de taffetas d'Angleterre, maintenu par une petite bande, suffit dans la généralité des cas. La réunion immédiate est la règle, et on l'obtient en deux ou trois jours. Afin d'éviter les accidents qui pourraient survenir, tels que rougeur érysipélateuse, inflammation suppurative, etc., il est indispensable de maintenir, pendant les premiers jours, les bouts du tendon divisé au contact, c'est-à-dire de laisser le pied dans sa direction vicieuse. Il faut donc mettre l'appareil en place, mais se garder de faire une traction.

Mon père attachait beaucoup d'importance à cette précaution, qu'il ne négligeait jamais de prendre. Si je crois aujourd'hui devoir insister de nouveau sur ce détail pratique, c'est qu'il est encore des chirurgiens qui préconisent l'extension immédiate par les appareils redresseurs. Cette conduite est à tous égards regrettable, elle peut compromettre d'une manière absolue le succès de l'opération.

Une fois la plaie réunie, ordinairement dès le troisième jour, on fait agir l'appareil redresseur, en ayant bien soin de recouvrir de ouate ou de pièces d'amadou toutes les parties qui doivent supporter une pression, quelle qu'elle soit. On doit de plus surveiller tous les jours l'appareil, pratiquer l'extension graduellement, sans efforts brusques, jusqu'à ce que le pied soit fléchi à angle droit sur la jambe. J'ai même vu mon père dépasser presque toujours ce degré et conduire le pied à angle aigu.

Chaque fois qu'on renouvelle l'appareil on doit, par des manipulations longtemps continuées, faire exécuter au pied le plus de mouvements possible, soit de flexion, soit de latéralité; c'est le meilleur moyen de rendre aux surfaces articulaires leur poli et aux ligaments la souplesse nécessaire à la récupération intégrale de leurs fonctions.

Quand le redressement paraît suffisant on peut, pendant le jour, remplacer l'appareil redresseur par une bottine mécanique qui rend possible l'exercice de la marche; mais, je ne saurais trop le répéter, l'enfant doit continuer bien longtemps encore l'usage d'un appareil de nuit qui maintienne les résultats obtenus.

Le chirurgien n'oubliera jamais qu'en orthopédie, on n'obtient rien qu'à force de temps.

Il est rare que la difformité soit portée assez loin pour que le redressement ne puisse être obtenu après la section du tendon d'Achille. Pourtant, dans quelques cas de varus équin, l'enroulement de l'avant-pied sur l'arrière-pied est entretenu par la rétraction de l'aponévrose plantaire. Il peut être alors indiqué d'en pratiquer la section d'après les règles que j'ai précédemment indiquées. C'est dans des cas pareils que trouve une heureuse application la pièce latérale que j'ai ajoutée à l'appareil redresseur de mon père. A l'aide de la pelote mobile, on peut exercer de douces pressions sur la partie latérale du cou-de-pied et faciliter ainsi le redressement, rendu possible par la section de l'aponévrose plantaire.

Je ne décrirai pas ici la section sous-cutanée du jambier antérieur, du jambier postérieur, etc.; ce sont des opérations exceptionnelles auxquelles les règles ordinaires de la ténotomie sont applicables. Guidé par des connaissances anatomiques exactes, le chirurgien pourra toujours les aborder sans crainte; mais il est prudent de ne pas trop compter sur la guérison d'un pied bot, si le redressement n'a pu être obtenu après la section du tendon d'Achille et de l'aponévrose plantaire.

Tous les cas ne sont pas curables, et on peut dire, avec Guersant[1], que si, jusqu'à l'âge de douze ou quinze ans, on peut espérer un succès, après cet âge le succès est une exception.

Il faut donc savoir s'abstenir, dans les cas où les articulations sont ankylosées par suite de l'ancienneté de la lésion.

Ayons toujours présent à l'esprit le fait cité par

[1] *Loc. cit.*, pag. 239.

Bonnet (de Lyon), où le redressement du pied fut impossible, même après l'enlèvement de tous les muscles et de toutes les aponévroses. Nous éviterons ainsi des tentatives que rien ne saurait justifier, quand elles s'adressent à des difformités si évidemment au-dessus des ressources de notre art.

FIN.

Fig. 1

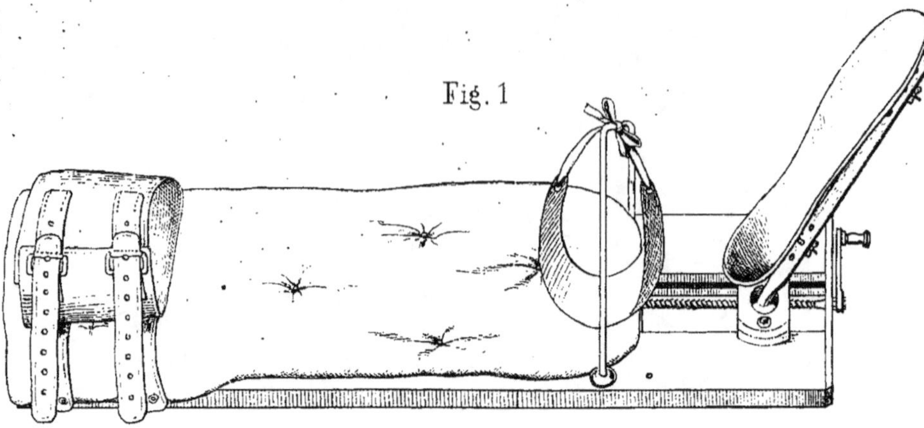

Fig. 2

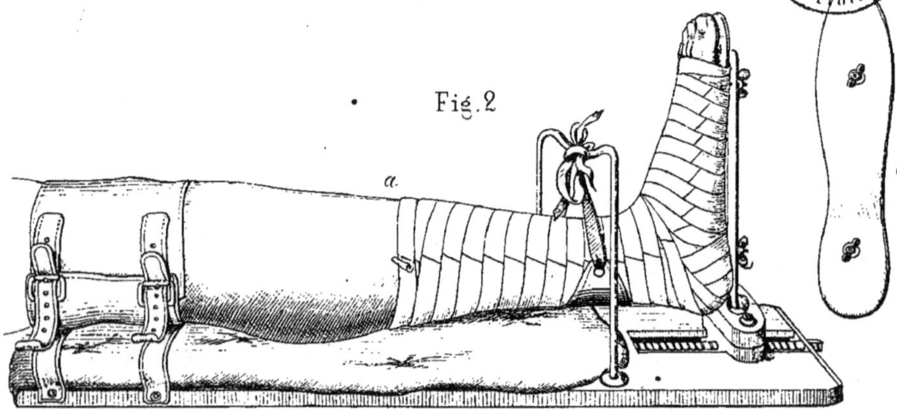

Fig 3

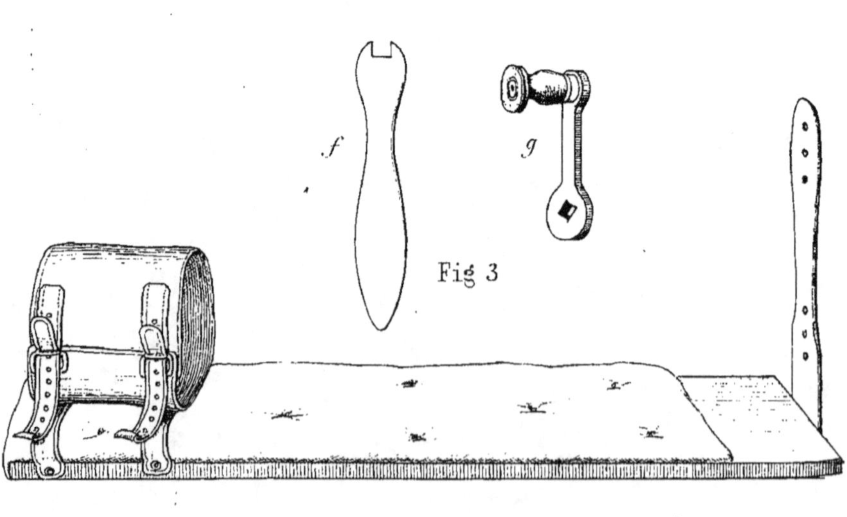

a

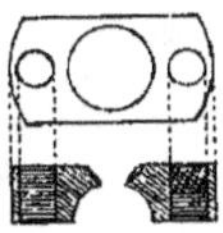

b

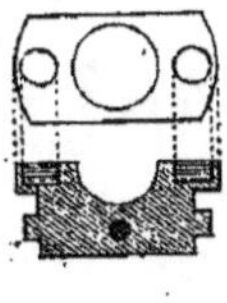

c

d

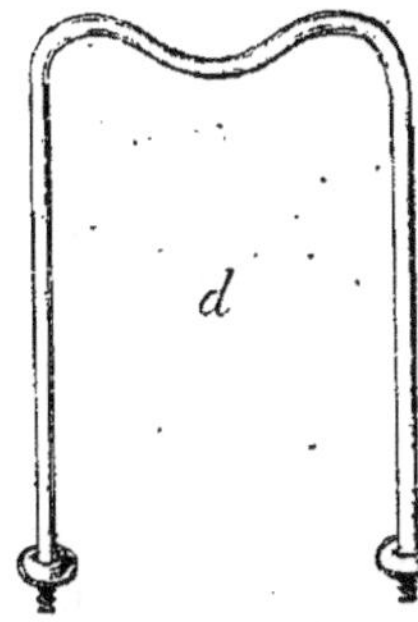

e

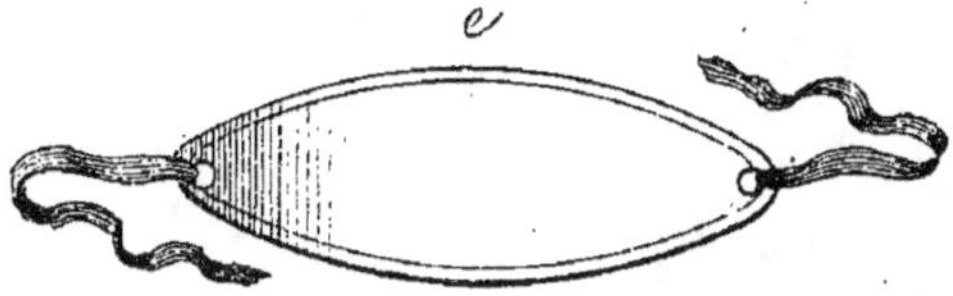

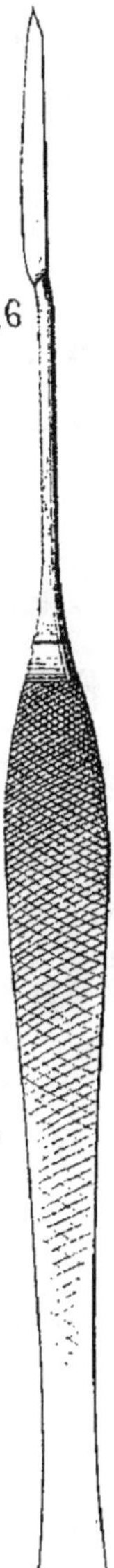

Fig. 6

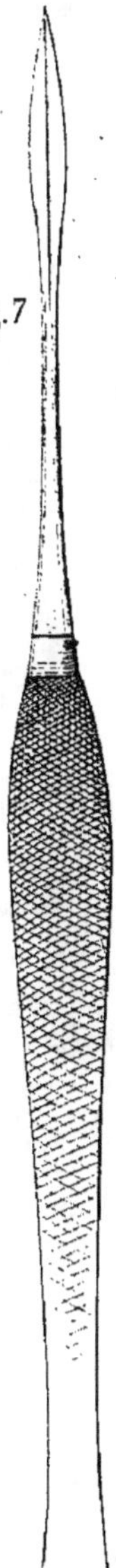

Fig. 7

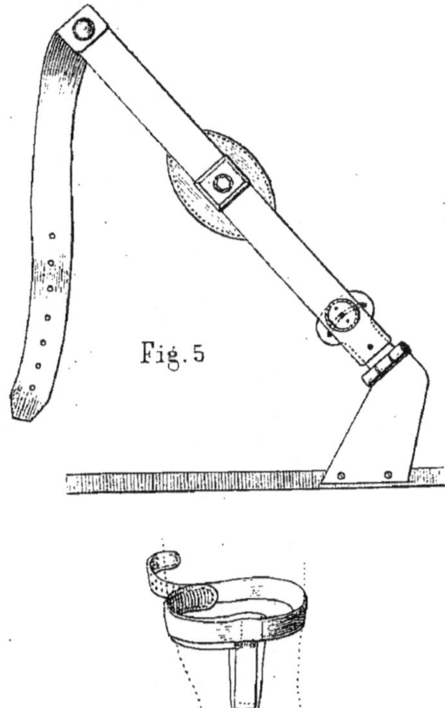

Fig. 5

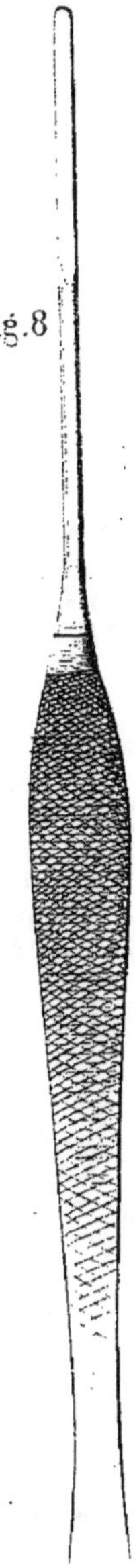

Fig. 8

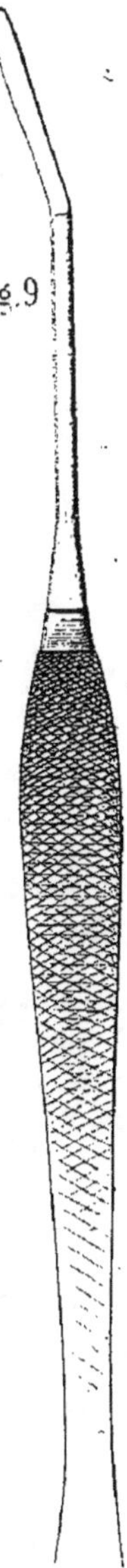

Fig. 9

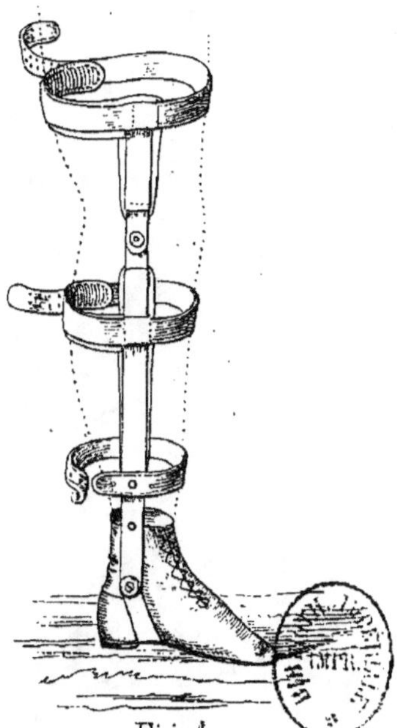

Fig. 4

EXPLICATION DE LA PLANCHE.

Fig. 1. — Appareil redresseur du Dr Stoess.

Fig. 2. — *a*. Appareil redresseur appliqué.
b. Semelle fixée sur la tige plantaire.

Fig. 3. — Appareil simplifié pour servir d'appareil de nuit.

Fig. 4. — Appareil portatif (bottine mécanique simplifiée).

Fig. 5. — Pièce complémentaire de l'appareil redresseur.

Fig. 6, 7, 8, 9.—Divers bistouris en usage pour la ténotomie.

a, *b*. Articulation à noix de l'appareil redresseur.

c. Tige plantaire venant se fixer dans la pièce précédente.

d. Cerceau auquel est suspendue la fronde.

e. Fronde sur laquelle repose la partie inférieure de la jambe.

f. Clé pour les écrous.

g. Manivelle pour la vis de rappel.

www.ingramcontent.com/pod-product-compliance
Lightning Source LLC
LaVergne TN
LVHW010823150926
848035LV00047BA/1197

9782019647148